AF309879

DE

L'APOPLEXIE

PAR

LE DOCTEUR DE LA POMMERAIS

MEMBRE TITULAIRE DE LA SOCIÉTÉ GALLICANE DE MÉDECINE HOMŒOPATHIQUE DE PARIS

Extrait du Journal de la Société Gallicane de Médecine Homœopathique.

PARIS

J. B. BAILLIÈRE

LIBRAIRE DE L'ACADÉMIE IMPÉRIALE DE MÉDECINE

Rue Hautefeuille, 19

1855

DE L'APOPLEXIE

PAR

LE DOCTEUR DE LA POMMERAIS

MEMBRE TITULAIRE DE LA SOCIÉTÉ GALLICANE DE MÉDECINE HOMŒOPATHIQUE DE PARIS.

EXTRAIT DU JOURNAL DE LA SOCIÉTÉ GALLICANE DE MÉDECINE HOMŒOPATHIQUE.

DE L'APOPLEXIE

—

Le devoir de tout médecin consciencieux étant de savoir faire tourner au profit de la science, et surtout de l'humanité, les cas malheureux pour lesquels, chaque jour, son ministère est invoqué, je viens à mon tour, puisque les circonstances m'ont favorisé, payer mon tribut, et c'est après un assez grand nombre d'apoplexies que j'ai observées, et dont j'ai recueilli l'histoire avec beaucoup de soin et d'exactitude, que je me suis vu tout naturellement conduit à me demander ce qu'ont entendu jusqu'ici les auteurs par ce mot apoplexie, me permettant de consigner dans ce mémoire les idées qui m'ont été suggérées par toutes les observations antérieures à celles que je publie plus loin et que j'ai encore bien présentes à la mémoire.

Je développerai ces trois questions :

1° Qu'entend-on par apoplexie ?

2° Les saignées sont-elles indispensables, ne sont-elles pas essentiellement nuisibles ?

3° Quel traitement doit-on préférer ?

On sera peut-être étonné de me voir écarter aussi brusquement d'une route si battue, et de me voir émettre des opinions qui diffèrent de celles de tant d'autres médecins ; mais la conviction qui m'anime, et qui ne m'a été suggérée que par les faits et l'expérience, me fait un devoir de parler ; c'est une question trop sérieuse, trop palpitante d'intérêt pour ne pas attirer l'attention du corps médical tout entier.

Je tâcherai d'être aussi court que concis.

Au lieu de considérer, à la manière du corps médical entier, l'apoplexie comme un raptus du sang vers la tête, et de faire de cette hémorragie la question capitale, je me permets de changer la question et je propose la définition suivante :

L'apoplexie est une atteinte grave au système nerveux en général, et au cerveau en particulier.

L'effet primitif provient donc d'une cause déprimante.

L'effet secondaire, c'est le raptus du sang vers le cerveau, c'est une réaction contre le mal, réaction qui se manifeste dans toutes les parties qui ont reçu une atteinte presque mortelle, et qui se trouvent subjuguées, oppressées par cette cause que j'invoque. Si je ne craignais de trop m'avancer, je comparerais cette attaque à une espèce particulière d'intoxication avec des degrés variables.

Ne sait-on pas qu'une quantité de plantes, telles que la *belladone*, l'*opium*, le *nux vomica* même, etc., produisent des symptômes tout à fait semblables à ceux qu'engendre ce qu'on appelle apoplexie? Ne sait-on pas aussi que ces médicaments portent leur action première sur le système nerveux?

Les auteurs anciens, malgré leur ignorance en fait d'anatomie pathologique, malgré les noms bizarres qu'ils donnaient et les jugements arbitraires qu'ils portaient au sujet de cette terrible maladie, se gardent bien d'attribuer tous ses symptômes à une hémorragie.

Pour les uns, c'était le développement spontané de vents intérieurs ; pour les autres, l'érosion du cerveau ; pour d'autres, enfin, l'échauffement ou le refroidissement de cet organe, etc., etc.

Arétée, lui, était obligé, pour soutenir sa théorie sur la chaleur animale, de supposer une déperdition subite de la chaleur innée. — Galien, tout en acceptant cette dernière cause, y joignait cependant l'obstruction des vaisseaux sanguins, l'inflammation du cerveau et l'oplétion des ventricules. — Avicenne voulut démontrer, à son tour, que l'apoplexie dépendait de l'empêchement survenu dans la circulation des esprits sensitifs et moteurs que pouvaient produire diverses maladies du cerveau.

En même temps régnait l'hypothèse qui faisait dépendre l'apoplexie d'une fermentation ou d'une ébullition de sang.

La science en était là quand l'anatomie d'abord, et l'anatomie pathologique plus tard, vinrent jeter un nouveau jour sur la question, et Dieu sait quel jour !

De ce qu'ils rencontrèrent dans le crâne des individus morts promptement tantôt des collections morbides de sang ou de sérosité, tantôt aucune trace d'hémorragie, aucun signe de lésion, ils se crurent alors en droit d'établir la division de l'apoplexie en sanguine, séreuse et nerveuse. Comme cette classification ne demandait pas un très-grand effort de l'imagination, elle devint bientôt celle du vulgaire des médecins, et c'est encore celle qui a la vogue dans les écoles officielles.

Nous verrons, à propos du traitement, à quelles malheureuses conséquences entraîne une aussi fausse manière de voir; car tandis qu'ils regardent l'apoplexie comme cause de tous les phénomènes pathologiques, pour moi elle n'est que le résultat, l'effet d'une altération plus ou moins grande du système nerveux.

J'admets trois degrés dans l'apoplexie :

1° Un étourdissement qui pourra ne pas aller jusqu'à la perte de connaissance et produira la cécité, la paralysie de la langue ou une faiblesse persistante d'un des côtés du corps ;

2° Un plus considérable amènera une perte complète de connaissance avec l'hémiplégie ;

3° Un plus considérable encore, qui, se traduisant par un assoupissement, s'accompagnant de la résolution générale des membres, conduira promptement à la mort (ce qu'on s'accorde assez à appeler apoplexie foudroyante).

Mais que ces degrés dépendent des épanchements, je le nie, et je vais le prouver.

Dans les autopsies que j'ai faites ou auxquelles j'ai assisté, les recherches d'anatomie pathologique sont venues très-souvent donner un démenti à nos assertions de la veille. Ainsi il est arrivé que nous avons souvent découvert des traces d'hémorragie sans qu'il y ait eu paralysie, *et vice versa.*

C'est une preuve d'abord, selon moi, que la paralysie n'est pas toujours la suite d'une hémorragie. Autre preuve :

Quoique l'opinion admise soit que l'hémiplégie ou que la paralysie d'un seul organe de la vie animale s'observe toujours, excepté peut-être pour les yeux, du côté opposé au siége de l'épanchement, ce qui serait dû, suivant l'explication qu'en a donnée Arétée à l'entrecroisement des nerfs, Lancisi, Morgani et quelques auteurs aujourd'hui ont rapporté des exemples où la paralysie avait lieu du même côté que l'épanchement. D'un autre côté, tandis que la paralysie générale de tous les membres impliquerait la nécessité d'un épanchement des deux côtés du cerveau, l'observation anatomique ou cadavérique n'a-t-elle pas souvent démontré le contraire?

Au nombre des malades dont j'ai recueilli l'histoire, et que je me garde de citer, trouvant déjà ce mémoire assez long, je remarque les deux suivantes :

Deux malades, à une distance de temps plus ou moins grande, étaient entrés dans le service de M. Velpeau pour se faire panser différentes lésions qui provenaient d'une chute qu'avaient faite ces malheureux. A l'autopsie, nous avons observé un engorgement sanguin des vaisseaux et des sinus de la dure-mère, une infiltration sanguine plus ou moins prononcée dans la pie-mère et une hémorragie assez considérable dans l'épaisseur du cerveau. Le cerveau, coupé par tranches, versait un grand nombre de petites gouttelettes de sang. Malgré ces graves lésions, rien pendant la vie ne nous avait fait soupçonner cet état, attendu qu'il n'y avait jamais eu ni paralysie ni perte de sentiments.

Autre question. Comment se fait-il, puisque, d'après les auteurs, l'hémorragie, pour se dissiper, demande plusieurs mois, trois au moins; comment se fait-il que la paralysie, qui, suivant eux, provient d'une compression établie par le caillot sanguin, cesse au bout d'un mois, de quinze jours, et quelquefois même bien plus tôt, puisque je l'ai vue chez mes malades diminuer au bout de deux, trois à quatre jours, et céder complétement au bout de huit à dix jours et quinze jours au plus ?

Cette maladie, la même par sa nature et non par son siége, est loin d'avoir toujours les mêmes symptômes et d'offrir les mêmes lésions. MM. Lallemand, Rostan et Parent ont beau prétendre qu'une apoplexie s'accompagne constamment des mêmes symptômes, je le nie, et, pour appuyer ma négation, il me suffira de faire connaître les divisions et subdivisions établies par d'autres auteurs. En effet, comment se fait-il qu'une maladie qui se présente toujours d'une manière identique ait été regardée par Winslow comme présentant huit différences bien tranchées, d'où huit divisions établies par lui et quatre par Montain? Comment se fait-il que MM. Serre, en France, et Abercrombie, en Angleterre, ont écrit à peu près d'après les mêmes idées, en admettant deux genres d'apoplexie subdivisées chacun en plusieurs espèces? Ai-je besoin de grossir cet aperçu en citant la nombreuse famille des apoplexies sympathiques et idiopathiques?

Dans les observations que j'ai recueillies, ce qui m'a surtout frappé, c'est la diversité des symptômes qui sont donnés par les auteurs comme appartenant aux trois genres particuliers d'apoplexie. La même remarque sera faite à la lecture de celles que je donne plus loin. Je suis convaincu que tous ceux qui auront eu à traiter plusieurs apoplexies auront fait les mêmes remarques, à savoir, qu'il n'y a rien de fixe dans cette maladie.

Pour moi, tous les symptômes, chez les apoplectiques, ont de la valeur, pas au même titre, bien entendu, mais tous méritent d'être pris en considération.

J'admets deux sortes de symptômes, à savoir : les symptômes précurseurs ou prodromiques et les symptômes d'attaque.

Les symptômes précurseurs qui se sont présentés chez les trois quarts des apoplectiques que j'ai vus se sont annoncés :

1° Par des maux de tête avec bourdonnement d'oreille et quelquefois coryza. Ces douleurs occupent tout le cerveau ou un des côtés ; elles peuvent être stupéfiantes, compressives, constrictives, brûlantes, tractives, étourdissantes, pulsatives, ou enfin crampoïdes, lancinantes, tiraillantes ;

2° Par des vertiges ;

3° Par de l'éblouissement, avec face pâle et froide, ou rouge et bouffie, yeux rouges ;

4° Par une sensibilité excessive au moindre bruit, à la moindre lumière, la moindre secousse et le moindre contact ;

5° Par un obscurcissement de la vue, un penchant au sommeil et une sorte d'état d'ivresse ;

6° Par de l'embarras dans la prononciation :

7° Par de l'affaiblissement des membres, des fourmillements, des inquiétudes et même de légères secousses convulsives ;

8° Par des battements de cœur ;

9° Par de l'inaptitude à la méditation ;

10° Par un frissonnement, de l'anxiété ;

11° Par un vacillement du cerveau à chaque pas et du fourmillement dans la tête ;

12° Par un ronflement pendant le sommeil et quelquefois un grincement des dents ;

13° Par une tuméfaction des jugulaires ;

14° Par la torpeur ;

15° Par une sorte d'hébétement ;

16° Par une grande faiblesse de la mémoire ;

17° Par la perte de la vivacité, par l'apathie et le désir de la solitude ;

18° Par des nausées, des vomissements ou vomituritions ;

19° Par des urines sédimenteuses ;

20° Par de la constipation le plus souvent.

Je regarde comme chose inutile de décrire chacun de ces symptômes, et j'arrive de suite aux symptômes d'attaque.

Avant, je m'empresse de reconnaître que ces symptômes sont loin d'appartenir à l'imminence de l'apoplexie ; mais joignez à ces symptômes ou à quelques-uns de ces symptômes les causes prédisposantes, individuelles, hygiéniques, et l'on pourra presque toujours prévoir à coup sûr une attaque d'apoplexie.

Tout individu qui éprouve quelques-uns des symptômes ci-dessus doit craindre une attaque d'apoplexie et tout faire pour la prévenir.

Quant aux symptômes d'attaque, ils sont de deux sortes :

les uns s'observent constamment, les autres varient souvent. Parmi ces derniers, des variations nombreuses se font éprouver dans le pouls, la respiration, la coloration de la face, l'évacuation involontaire des selles et des urines, la contractilité de l'iris, etc., etc., etc.

Mais ce dont il faut se garder, c'est de juger de la gravité de cette maladie par le seul dérangement des fonctions, telles que la respiration, l'excrétion des matières fécales et des urines, et le trouble apporté dans la circulation ; car on pourrait aussi souvent rencontrer l'erreur que la vérité.

Ainsi on a vu :

Le pouls être petit, faible, rare, avoir même disparu tout à fait, d'autres fois être fréquent, fort, plein et dur, assez souvent naturel et développé.

La respiration peut être libre ou portée à un très-haut point de gêne.

Tous les observateurs savent à quoi s'en tenir sur la coloration de la face ; en effet, on voit autant d'apoplectiques avoir la face pâle, que l'on en trouve l'ayant plus colorée que dans l'état ordinaire. Du reste, on l'a vue devenir jaune, livide, d'un pâle verdâtre, bouffie, d'un violet foncé, d'un blanc mat.

Quelquefois il y a rétention d'urine ou émission involontaire.

On ne peut tirer aucun signe de diagnostic du trouble qui se manifeste dans les fonctions de l'appareil digestif et urinaire, attendu que ce funeste symptôme ne se manifeste que quelque temps après l'attaque.

On observe aussi souvent la contraction des pupilles que la dilatation ; dans la plupart des cas, cependant, elles sont immobiles.

Voici venir un phénomène qui déroute, par exemple, ceux qui admettent l'hémorragie comme cause de l'apoplexie, ou comme cause de tous les symptômes effrayants qui se présentent à l'observateur. Je veux parler des convulsions. Elles se font observer le plus souvent, je le sais, du côté opposé paralysé ; mais souvent aussi les membres paralysés en sont seuls atteints, et perdent, après l'accès, toute faculté motile. Ce seul fait ne devrait-il pas exclure l'idée de compression par le caillot sanguin ?

Les deux symptômes regardés comme constants sont : le trouble de sentiment et la paralysie. Cependant il est hors de doute que quelques-uns n'ont pas perdu connaissance complétement pendant l'attaque ; mais ils étaient paralysés, signe d'hémorragie suivant les auteurs, et les autopsies sont venues maintes fois démontrer le contraire. De même l'autopsie, comme je l'ai dit plus haut, a fait voir des traces irrécusables d'hémorragie, et le malade, malgré cela, conservait le sentiment.

Quand le trouble de cette faculté existe, on remarque les symptômes suivants :

Éblouissement, tournoiement de tête ;

D'autres fois, forte plénitude et douleurs violentes, pressives et expansives, comme si la tête allait éclater, ou que tout allât sortir par le front ou par un côté de la tête. Tantôt il y a perte de connaissance telle, que le malade paraît avoir perdu entièrement la sensibilité ; mais cependant, une fois l'accès passé, il se rappelle ce qui lui est arrivé pendant sa durée.

Enfin la perte de sentiment peut être complète, et la mort survenir, sans qu'aucune rémission n'ait lieu.

Quant à la paralysie, on l'a observée sur un ou sur les deux yeux, la langue, le larynx, l'œsophage, un bras, une jambe et toute une moitié du corps, et même on a vu la résolution de tous les membres.

On a eu rarement à regretter la perte d'un ou des deux yeux.

Un fait digne de remarque encore, c'est que la langue, au lieu de tourner toujours sa pointe du côté paralysé, comme on l'a affirmé, la tourne quelquefois du côté opposé à la paralysie.

C'est chose rare que de voir un membre, soit supérieur, soit inférieur, être paralysé seul.

Ordinairement le bras et la jambe du même côté sont pris, et ce qui m'a frappé, c'est que la jambe recouvre le mouvement avant le bras. On remarque quelquefois, en outre, la paralysie de la moitié de la face, ce qui constitue l'hémiplégie.

On s'accorde assez à regarder comme un symptôme de mauvais augure celui qui consiste à fumer sa pipe, expression qui vient de ce que l'air, chassé de la poitrine, soulève et gonfle la joue à chaque mouvement expiratoire, et s'échappe en produisant un bruit assez analogue à celui que font les fumeurs quand ils renvoient la fumée de leur bouche ; la lèvre alors est pendante.

Avec une variation telle dans les symptômes, on peut dire que chaque individu présente des états différents, des formes diverses ; en un mot, autant d'apoplexies, autant de cas individuels.

Il faut avouer que le trouble, la confusion que les symptômes offrent dans leur marche, ne permettent pas d'étudier à fond une maladie dont l'issue toujours promptement funeste (confiée à l'allopathie, bien entendu) laisse trop peu de temps à l'observation.

Il nous reste maintenant à démontrer que les lésions n'offrent pas moins de diversité. L'hémorragie a ordinairement lieu dans l'épaisseur du cerveau, plus rarement à l'extérieur, ou sur quelques points de la surface des ventricules. Ainsi l'anatomie pathologique nous en a montré qui avaient leur siége dans le cerveau du côté gauche, du côté droit et des deux côtés à la fois ; dans le corps strié et la couche optique ; dans le corps strié, dans la partie moyenne des hémisphères, dans la partie postérieure des ventricules, dans l'hémisphère, en dedans et en avant ; dans l'hémisphère, en dedans et en arrière ; dans le lobe moyen.

Quoique son siége le plus ordinaire soit le cerveau, on l'a néanmoins observée dans le cervelet, la protubérance annulaire et divers points de la moelle épinière.

A un degré plus élevé, on trouve l'épanchement de sérosité dans les ventricules et le ramollissement du cerveau.

Souvent, à l'hémorragie s'ajoute la sérosité des ventricules, et souvent elle est la seule lésion appréciable. Ainsi, à ce propos, je me rappelle avoir vu dans le service de M. Andral une jeune fille chez laquelle on avait diagnostiqué une méningite tuberculeuse, et à l'autopsie on ne trouva pas trace de tubercules, mais de la sérosité en abondance dans les ventricules.

Pour montrer tout le vide qu'il y a dans une nosographie, et le tort que l'on a de s'attacher aux mots, je rapprocherai d'une attaque d'apoplexie un accès de fièvre pernicieuse comateuse. Certainement qu'une erreur de diagnostic est permise; je la comprends, et cependant tous les médecins s'accordent à reconnaître qu'il serait très-important d'établir un diagnostic bien tranché, bien fixe pour le traitement.

En effet, que fait le médecin allopathe dans ces deux cas? Il saigne, et saigne beaucoup; pour lui, la guérison d'une apoplexie ne réside que dans les évacuations sanguines répétées une, deux, trois, quatre fois, et même plus. Mais si, au deuxième ou troisième accès de fièvre pernicieuse, il reconnaît son erreur, il se hâte d'abandonner les saignées et de donner à haute dose le sulfate de quinine. Signaler ce vice de méthode suffit pour ne pas nous engager dans la même voie.

Une autre remarque clinique :

L'apoplexie a, selon moi, une très-grande similitude avec certaines autres maladies, telles que l'hystérie, l'asphyxie, la syncope, les affections comateuses; certaines formes d'épilepsie, différents épanchements de sérosité dans les ventricules, connues sous les noms d'hydrocéphale chronique; de fièvre cérébrale des enfants, des vieillards; d'hydrocéphale aiguë interne; l'arachnoïdite. La marche seule de chacune de ces maladies peut servir à éclairer le diagnostic.

Il n'y a qu'un cas où le diagnostic peut être porté à coup sûr : c'est dans l'apoplexie dite foudroyante.

La preuve, pour moi, que l'apoplexie ne sied pas seulement dans une hémorragie cérébrale, c'est qu'il n'est pas rare de rencontrer de larges ecchymoses sur le cou, la poitrine ou même les membres. La persistance de ces diverses congestions de sang prouve qu'il y a autre chose qu'une simple hémorragie.

Si d'ailleurs l'apoplexie n'était que toute mécanique, elle devrait être bien plus fréquente, et tous les jours on en verrait attaqués ceux qui se livrent à des efforts violents et prolongés, tels que les cultivateurs qui, le corps courbé du matin au soir et la tête pendante, sont assujettis aux plus rudes travaux de la campagne ; tels encore que les bateleurs qui se tiennent sur la tête, qui se laissent mettre une enclume sur le ventre, dont tous les exercices, en un mot, à peu près, produisent une accélération dans le mouvement du sang et favorisent la congestion cérébrale. Eh bien ! l'expérience ne vient-elle pas nous démontrer qu'ils ne ressentent aucun inconvénient d'un travail aussi pénible ?

Les gens de toutes les professions peuvent en être atteints. Seulement il existe certaines causes qui, plus que d'autres, y prédisposent : ainsi l'âge avancé favorise l'apoplexie ; elle est plus fréquente chez les hommes que chez les femmes, et même héréditaire dans beaucoup de familles.

Je ne crois pas qu'il existe, à proprement parler, une constitution apoplectique.

Qu'on ouvre un traité de pathologie quelconque, et on y lira les réflexions suivantes : « Rarement les affections paralytiques sont guéries avant le deuxième ou troisième mois, et encore, ajoutent les auteurs, n'observe-t-on cette terminaison prompte que chez les jeunes sujets. »

On remarque cette autre assertion dans les auteurs, que presque toutes les personnes au-dessus de quarante ans qui ont été malheureusement atteintes conservent une faiblesse grande ou petite des membres affectés à laquelle se joignent un sentiment d'engourdissement et une obtusion remarquable du tact. Bien heureux s'ils ne restent pas paralysés toute leur vie ! Ils tiennent l'apoplexie pour une affection fort grave, et en cela ils n'ont pas tort ; mais affirmer que peu d'individus guérissent complétement, je leur conteste, ou du moins je revendique, pour l'honneur de l'homœopathie, la plus grande partie des guérisons.

On peut encore ranger parmi les causes qui produisent à peu près toutes une accélération dans le mouvement du sang, qui paraît être dirigé vers la tête d'une manière spéciale, l'indigestion, le coït surtout chez les vieillards, les frictions, les affections morales, principalement la colère, l'épilepsie, la grossesse, une subite et forte impression du froid, une grande joie, les percussions du crâne, les phlegmasies aiguës ou chroniques du cerveau, les passions tristes, une vive frayeur, la présence d'un érésipèle à la face et surtout au derme chevelu, l'application du feu sur la tête, la suppression du suintement qui se fait chez quelques personnes derrière les oreilles, toutes les violentes douleurs.

Presque tous les médecins, depuis Hippocrate, ont admis, comme disposant à l'apoplexie l'hiver, une température élevée, l'insolation, le passage brusque du froid à la chaleur, *et vice versa;* la bonne chère, la suppression des urines, le séjour trop longtemps continué dans un bain chaud, les aliments trop épicés ou de trop haut goût, l'abus des alcooliques, l'ingestion des substances narcotiques, le scorbut, les métastases, telles que la suppression brusque d'hémorragies, des sueurs aux pieds, des lochies, la rentrée subite de quelque éruption.

Les autres causes sont :

Les obstacles au retour du sang par une cravate trop serrée, par des tumeurs au cou, des accidents asthmatiques, la coqueluche, l'emphysème pulmonaire, l'hypertrophie du cœur gauche, des rétrécissements de l'aorte, la désorganisation des vaisseaux de la tête.

Nous devons encore prendre en considération certaines lésions pathologiques que plusieurs auteurs ont regardées comme cause de l'apoplexie, telles que des ossifications dans la dure-mère ou la faux du cerveau, des ossifications des carotides, des adhérences assez fortes de la dure-mère au crâne, une forme particulière de cette cavité, etc., etc.

Que toutes ces causes puissent concourir à déprimer le système nerveux, à affaiblir les fonctions cérébrales, la chose est croyable.

Les trois quarts, d'ailleurs, ont des attaques sans reconnaître la prétendue cause déterminante, ce qui me porte à présumer que, sans l'existence préalable d'une altération particulière du cerveau, ces causes auxquelles on attribue tout auraient été de nul effet, tandis que la disposition cérébrale aurait presque toujours suffi pour amener l'apoplexie.

Pourquoi ces vains efforts, ces inutiles recherches à la découverte d'une cause que nous ne découvrirons jamais ? Non, je ne crains pas de l'affirmer, la cause véritable sera pour nous toujours impénétrable. Connaît-on mieux la cause du choléra, du typhus, de la peste, de la dyssenterie, de l'épilepsie, de la fièvre pernicieuse ? Non. Mais heureusement que nous pouvons, en l'absence de connaissance de la cause et en présence des symptômes, traiter le malade avec toute sécurité, et l'arracher au coup de la mort à laquelle il est voué une fois soumis au traitement allopathique. D'après les considérations qui précèdent, notre manière de voir est qu'une fois l'apoplexie produite, supposant qu'une hémorragie assez forte ait eu lieu, nous devons la respecter, considérant la réaction qui se traduit par la congestion cérébrale comme un bien ; mais il peut arriver que les bornes soient outrepassées, que les membranes des vaisseaux ne pouvant pas toujours résister à cet afflux du sang ou de force vitale que suscite la nature vinssent à se rompre ; c'est, passez-moi l'expression, un excès de bien, un excès de précaution. Le remède, comme on le dit vulgairement, est pire que le mal. Quand la fièvre s'allumait après une attaque d'apoplexie, Hippocrate se gardait bien de l'enrayer, la regardant comme un phénomène salutaire.

Dans la nature, la matière est peu de chose, les forces sont presque tout. Là où il s'agit d'action, la considération de la matière est secondaire : c'est la force qui doit surtout nous occuper.

Pour que l'apoplexie parcoure régulièrement et paisiblement ses périodes d'une manière favorable, il faut avoir recours à l'homœopathie.

Le traitement par les émissions sanguines, qui est pour l'école actuelle une panacée universelle, va nous fournir l'objet d'une facile critique.

Si l'apoplexie est pour nous un trouble toujours accompagné de dépression des forces et toujours suivi, lorsqu'elle a eu quelque temps de durée, d'une faiblesse radicale, il en résulte que nous considérons la saignée, généralisée comme on le fait, comme le procédé le plus détestable, le plus opposé au but curatif qu'on se propose ; c'est la méthode la plus vicieuse, la plus déraisonnable qu'on puisse imaginer. Je compare le médecin qui saigne un apoplectique à un individu qui, en guise de secourir une personne à l'agonie, suite d'un coup qu'elle aurait reçu, croirait devoir lui rendre service en la vouant, au moyen de nouveaux coups, à une mort inévitable.

En effet, le médecin allopathe, par ses saignées, loin de venir au secours d'une vie en danger, d'une vie qui a reçu une atteinte mortelle, prend parti pour la cause morbide en lui livrant la réaction vitale désarmée, et prépare de cette manière les voies à la production d'affections chroniques consécutives, quand la mort n'est pas immédiate, ce qui arrive si souvent.

Ce qui m'étonne, c'est de voir les médecins prescrire les émissions sanguines avec tant de légèreté. Autant de saignées, autant d'atteintes portées à la santé ; et quoique ces émissions sanguines, comme tous les autres excès, semblent parfaitement supportées par l'économie, les médecins allopathes ne se refuseront pas à reconnaître que la saignée détermine souvent des états morbides, dangereux, incurables même. Je suppose encore (supposition tout à fait gratuite) qu'on soit parvenu, au moyen d'émissions sanguines, à soutirer tout le contenu des vaisseaux de l'endroit congestionné, quelle loi vitale, je le demande, empêchera la masse du fluide artériel de s'y précipiter encore ? La congestion, loin de diminuer, s'en sera accrue : c'est ce qui arrive le plus souvent. Comment se fait-il que le médecin appelé près d'un malade chez lequel il a jugé l'indication de la saignée évidente, comment se fait-il, dis-je, qu'il ne se soit jamais demandé pourquoi, quelques instants auparavant, son malade était en parfaite santé ? Et rien alors ne démontrait qu'il ait trop de sang. Cette surabondance de sang ne peut pas être l'œuvre de quelques heures. Le médecin homœopathe ne se laisse pas induire en erreur par un appareil formidable de turgescence et d'exubérance sanguine ; il s'explique très-bien ce phénomène physiologique ; il sait très-bien que ce n'est pas la masse du sang qui a changé, mais son volume ; qu'il a suffi du plus petit accident pour amener cette tempête ; il sait que ce désordre est purement dynamique, et qu'il peut céder à l'action des substances médicamenteuses appropriées. Il ne faut pas se dissimuler qu'en diminuant pour le moment la masse du sang, on en active, d'un autre côté, la production outre mesure. Plus vous pratiquerez la paracentèse et plus vous vous donnerez la satisfaction de voir renaître le liquide à mesure que vous en opérerez la soustraction.

Je ne connais qu'une méthode antiphlogistique : c'est celle qui guérit et non celle qui affaiblit.

Quant aux vésicatoires, sinapismes, moxas, sétons et autres prétendus révulsifs que beaucoup de médecins emploient avec une fermeté de croyance vraiment admirable, mieux vaudrait laisser la nature déployer librement ses forces salutaires.

Mais ce qui est vrai, c'est que l'on voit les individus, après avoir été soumis à un pareil traitement, présenter à l'autopsie des couches successives de sang reconnues, par la couleur et la consistance, différentes du sang récemment épanché.

Ainsi quand la mort est survenue promptement, au bout de trois ou quatre jours, par exemple, on trouve un caillot mou, noirâtre ; plus tard, il acquiert plus de consistance et perd un peu de sa noirceur ; et si, par l'effet du traitement incendiaire dont je viens de parler, il y a renouvellement de l'hémorragie, on trouve au dehors de l'épanchement primitif, alors assez ferme, des couches de sang plus molles et presque semi-liquides. Après un mois ou six semaines, sa consistance devient graduellement plus considérable ; à une époque plus reculée, il devient encore plus compacte et d'une couleur rouge pâle, tirant sur le jaune d'ocre ; enfin il finit par être entièrement résorbé.

La conclusion à tirer de ceci, c'est qu'on doit s'abstenir de saigner, attendu que les émissions sanguines, quelles qu'elles soient, me paraissent plus nuisibles qu'utiles.

Regardant comme chose inutile de passer en revue les autres médications, telles que les vomitifs, les purgatifs, les vésicatoires, les potions stimulantes, toniques, antispasmodiques, les lavements irritants, j'ai hâte d'arriver à un traitement, le seul rationnel, le seul qui ne révolte ni la raison ni la conscience : je veux parler de l'homœopathie, ce complément pratique de l'école vitaliste, qui enseigne à respecter les efforts de la réaction vitale.

Ayant admis dans l'apoplexie deux périodes : la période prodromique et la période d'attaque, de même nous avons des médicaments qui correspondent à ces deux attaques, réservant aux premières l'épithète de prophylactiques.

Quoiqu'il ne me soit possible d'assigner d'avance les médicaments, puisque, pour agir, les symptômes pathogénétiques doivent avoir la plus grande similitude avec ceux de la maladie en question, je me permettrai cependant de planter quelques jalons qui permettront à celui qui ne sera pas initié à la médecine homœopathique de tenter ce traitement quand l'occasion lui en sera offerte.

Commençons par donner quelques règles hygiéniques avant de lui opposer un traitement prophylactique méthodique et efficace. Avant tout, éviter les saignées, car leur abus provoque l'apoplexie, et à ce sujet j'aurais une petite remarque à faire. Il n'y a pas un médecin qui, appelé près d'un apoplectique chez lequel la paralysie ne s'est pas encore manifestée, n'ait vu, aussitôt la saignée faite, tomber son malade en paralysie. On devra bannir les vêtements ou portions de vêtements qui pourront apporter un obstacle à la libre circulation du sang. De même pour les attitudes que l'on doit garder dans le lit, on recommandera de coucher sur un lit incliné de la tête aux pieds, afin de prévenir l'afflux excessif du sang au cerveau. Le sujet observera un régime sobre. Les exercices violents lui seront défendus. Il devra bannir les affections morales quelles qu'elles soient, etc.

Quant aux autres indications, c'est à la sagacité du médecin à les prévoir.

Quant au traitement prophylactique, on peut souvent prévenir une attaque d'apoplexie en combattant les prodromes par des remèdes appropriés, mais je répéterai à dessein que le choix des remèdes indiqués contre cet état dépend avant tout des particularités des cas individuels; cependant on pourra consulter de préférence *aconitum, nux, coffea, belladona, opium, arnica, mercurius, bryonia, ignatia, ipecacuanha, pulsatilla*, *chamomilla*, *rhus*, *sulfur*, *china*, *antimonium*, *phosph.*, *agar. muscarius*, *amm. carb.*, etc.

Aconitum trouve sa véritable sphère d'action quand la pléthore et l'orgasme sont arrivés à un haut point, avec douleurs violentes, compressives et constrictives au-dessus de la racine du nez, ou douleurs brûlantes dans tout le cerveau ; face rouge, bouffie, avec yeux rouges ; pouls fort, plein et accéléré.

Belladona correspond notamment à la constitution replète, pléthorique, et est pour cela un remède éminent dans ce cas. On le donne dans le cas où il y a : Forte plénitude et douleurs violentes, pressives et expansives, comme si la tête allait éclater, ou que tout allât sortir par le front ou par un côté de la tête. Forte pulsation des carotides ; vertiges, étourdissement ; bourdonnement d'oreilles ; obscurcissement de la vue ; face rouge et bouffie ; yeux rouges ; sensibilité excessive au moindre bruit, à la moindre lumière, la moindre secousse et le moindre contact ; grande inquiétude dans les membres, et tremblement, paresse et répugnance pour le mouvement ; surexcitation et excès de sensibilité ; somnolence avec sommeil profond ; hallucinations ; exaltation de l'imagination.

Bryonia s'adresse surtout aux personnes d'une constitution nerveuse ou sèche, maigre et bilieuse, d'un tempérament colérique ; teint brun, cheveux et yeux noirs ou bruns, avec compression dans la tête, élancements surtout d'un seul côté. Les douleurs pulsatives avec aggravation le matin ; oppression de poitrine, battement de cœur, envie de vomir, frissonnement facile.

Chamomilla convient surtout aux jeunes sujets et en particulier aux femmes en couches, avec déchirement et tiraillement dans un côté de la tête (jusque dans les mâchoires), pesanteur, battements dans la tête, rougeur de l'une des joues, avec pâleur de l'autre ; sueur chaude à la tête, même dans les cheveux, avec convulsions et spasmes, avec accès d'évanouissement.

Nux convient aux personnes d'un tempérament vif, colérique ou sanguin, aux yeux et aux cheveux noirs, teint pâle ou vivement coloré ; aux constitutions bilieuses, sèches et maigres ou pléthoriques et fortes, ou faibles et épuisées avec disposition aux hémorroïdes, à l'hypocondrie, à l'hystérie et à la mélancolie; avec douleurs comme si un clou était enfoncé dans la tête; élancements et pression dans un des côtés de la tête; pesanteur de tête, surtout en méditant, comme si le crâne allait éclater; douleurs s'aggravant par l'abus des boissons spiritueuses; constipation; sensation de meurtrissure au cerveau; face pâle et défaite.

Rhus convient surtout aux personnes qui auront été épuisées par plusieurs saignées répétées successivement, et sujettes aux affections nerveuses et aux inflammations érésipélateuses; avec douleurs déchirantes dans la tête et les oreilles; besoin de se coucher et de se tenir tranquille; renouvellement des accès à la moindre contrariété, ainsi que par la promenade au grand air; vacillement du cerveau à chaque pas et fourmillement dans la tête.

Coffea s'adresse aux personnes en butte à une surexcitation nerveuse remarquable; avec aversion pour le grand air; convulsions et grincements de dents; insomnie; pleurs, cris, jactation et découragement; anxiété de cœur et de conscience avec appréhensions, vivacités et loquacités exaltées.

Ignatia pourra être consulté chez les personnes sensibles, d'un tempérament nerveux et portées à concentrer en elles-mêmes les chagrins qu'elles éprouvent; chez les femmes hystériques; avec sensation d'écartement dans la tête; face pâle; urines abondantes; disparition momentanée des douleurs par le changement de position; renouvellement après le repas, le soir après s'être couché ou le matin après s'être levé; aggravation par le café, l'eau-de-vie, le tabac, le bruit.

Pulsatilla s'adresse surtout au sexe féminin, aux personnes d'un caractère doux, portées à la plaisanterie et à des rires ou à des pleurs faciles, avec physionomie douce, tempérament froid, flegmatique, avec douleurs déchirantes qui s'aggravent le soir; pesanteur de tête; élancement dans les oreilles; accès de douleurs avec frissons, gêne de la respiration, pâleur du visage et tremblement des membres; battement de cœur; amélioration des souffrances au grand air; amaigrissement.

Opium convient surtout aux vieillards chez lesquels il y a une espèce de torpeur nerveuse et un manque de réaction vitale contre les médicaments administrés ; avec grande pesanteur dans la tête ; constipation ; regard incertain ; forte soif ; bouche sèche ; tremblement dans tout le corps avec secousses ; tressaillements dans les membres et gonflement hydropique de tout le corps ; insomnie.

Ipecacuanha convient aux personnes blondes et d'un tempérament sensuel, surtout après les suites fâcheuses d'une indigestion ; avec maux de tête et nausées dès le début ; malaise et dégoût de tous les aliments ; avec faiblesse excessive et subite ; face pâle et bouffie ; spasmes et convulsions.

Mercurius convient aux sujets lymphatiques ; aux personnes d'une constitution leucoflegmatique, d'une nutrition maladive, faibles de corps et d'esprit, disposées à se refroidir et à transpirer facilement ; avec tempérament flegmatique et porté à la mélancolie ; avec douleurs lancinantes et térébrantes dans la tête ; déchirements semi-latéraux ; élancements dans les oreilles ; aggravation violente des douleurs la nuit, à la chaleur du lit ; sueurs nocturnes, mais qui ne soulagent pas ; corps brisé ; grande fatigue, faiblesse et chute rapide des forces ; surexcitation et surexcitabilité de tous les organes.

Arnica convient aux personnes pléthoriques à face rouge, ou bien aux personnes épuisées à face pâle, jaunâtre, terreuse. Il se recommande surtout à la suite de lésions mécaniques de la tête ; avec compression crampoïde au front ; vomissement verdâtre ; chaleur dans la tête, avec froid ou fraîcheur dans le reste du corps.

Sulfur convient principalement aux personnes d'une constitution lymphatique, disposées à des éruptions, des dartres, des glandes engorgées, ou bien d'une constitution bilieuse, avec disposition aux hémorroïdes, à l'hypocondrie et à la mélancolie, ou bien encore d'une constitution épuisée avec teint maladif, disposition aux blénorrhagies, à des refroidissements, des sueurs faciles et abondantes, des rhumes de cerveau ; avec douleurs pulsatives lancinantes, surtout dans un côté de la tête ; avec chaleur dans la tête ; aggravation par la méditation, le grand air, le mouvement ; sensibilité des téguments de la tête, au toucher, et chute des cheveux.

China convient surtout aux personnes d'une constitution maigre, sèche et bilieuse, ou leucoflegmatique, avec disposition à des affections hydropiques ou à des catarrhes, à des rhumes de cerveau et autres écoulements muqueux ou à des diarrhées, et au sexe féminin.

Antimonium convient à la suite d'une indigestion, d'un refroidissement ou d'une éruption répercutée ; avec douleur dans le front et amélioration à l'air ; chute des cheveux ; nausées ; dégoût ; anorexie.

Quant au traitement à appliquer aux symptômes d'attaque, nous diviserons, pour plus de commodité, comme les auteurs, mais sans y attacher plus d'importance, les apoplexies en sanguine, séreuse, nerveuse et gastrique.

Les remèdes pour l'apoplexie sanguine seront : *aconitum, ipecacuanha, coffea, nux vom., belladona, mercurius, bryonia, ignatia, pulsatilla, antimonium crud., arnica,* etc.

L'apoplexie dite séreuse réclame de préférence : *arnica, ipecacuanha, digitalis, mercurius,* etc.

On donnera pour l'apoplexie nerveuse : *belladona, arnica, coffea, hyosciamus, stramonium, iodium,* etc.

Après avoir pris en considération les causes qui ont pu déterminer une attaque, on pourra consulter de préférence les médicaments suivants :

Belladona s'il y a accès de coma somnolent et de léthargie avec sommeil profond, immobilité du corps ; froid de tout le corps, avec pâleur du visage, ou froid aux extrémités avec bouffissure et rougeur de la face ; chaleur sèche, brûlante, souvent avec enflure des veines, pulsation des carotides, chaleur, rougeur et bouffissure du visage ; pouls fort accéléré, ou plein et lent, ou dur et tendu ; stupeur et perte de connaissance ; renversement de la tête en arrière ; yeux rouges, brillants et convulsés ou fixes, étincelants et proéminents ; pupilles immobiles, dilatées ou contractées ; vue affaiblie ; tintement dans les oreilles ; face pâle, alternant quelquefois avec rougeur ; rougeur foncée ou écarlate ou bleuâtre du visage ; sécheresse des lèvres ;

tremblement et faiblesse paralytique de la langue, avec parole difficile et même nulle; bouche tirée de côté; déglutition difficile ou même impossible; selles involontaires; émission involontaire d'urines; oppression de la poitrine, dyspnée; respiration courte, anxieuse et rapide; gonflement douloureux et roideur du cou et de la nuque; mouvement convulsif des membres et des muscles de la face; paralysie des membres, surtout du côté droit.

Nux vomica s'il y a assoupissement avec ronflement et salivation; yeux chassieux, ternes; attaques précédées de vertiges avec mal à la tête et bourdonnement d'oreilles, ou de nausées avec envie de vomir; mâchoire inférieure pendante; perte du pouls, ou pouls plein et fréquent; sensibilité excessive des yeux à la lumière; visage pâle, jaunâtre, alternant quelquefois avec rougeur et chaleur; gonflement du visage; serrement spasmodique des mâchoires; perte de la parole ou grande difficulté de parler; pesanteur de la langue et paralysie; hoquet fréquent et violent; constipation opiniâtre; envie inutile d'uriner; constriction et oppression de la poitrine; respiration lente; sensation de torpeur et immobilité dans les bras; paralysie, surtout des membres inférieurs.

Opium si les attaques sont précédées de stupeur, vertiges et pesanteur de la tête, bourdonnement d'oreille, dureté de l'ouïe, regard fixe, insomnie ou rêves anxieux, ou envies de dormir fréquentes; puis, dans l'accès: somnolence comateuse avec ronflement et bouche ouverte, yeux ouverts et convulsés, face rouge et bouffie, mâchoire pendante, perte de connaissance, respiration difficile, lente ou même intermittente, pouls lent ou même supprimé, et mouvements convulsifs des muscles de la face, des coins de la bouche et des membres, ou bien roideur tétanique du corps; face rouge ou pâle, bouffie et chaude; tête chaude et couverte de sueur; yeux rouges, avec pupilles insensibles et dilatées; respiration lente, ronflante; mouvements convulsifs, et tremblement des bras et des jambes; écume à la bouche.

Arnica s'il y a chaleur dans la tête avec froid ou fraîcheur dans le reste du corps; douleur au-dessus d'un œil, avec vomissement verdâtre ; compression crampoïde au front ; yeux rouges, enflammés ; pupille contractée ; élancements dans les oreilles ; hémorragie nasale ; face pâle, ou chaleur au visage sans chaleur du corps ; langue sèche ; constipation ou selles de matières non digérées ; rétention d'urine ou émission involontaire d'une urine rouge, brunâtre, avec sédiment couleur de brique ; respiration courte, haletante ; douleur de meurtrissure et compression de la poitrine ; points douloureux au cœur ; douleur de courbature et fourmillement aux bras et aux mains ; douleur de courbature ou tiraillement aigu dans les membres inférieurs ; fourmillement aux pieds.

Pulsatilla s'il y a assoupissement et perte de connaissance avec face bouffie et rouge bleuâtre, perte du mouvement, battement de cœur violent, pouls presque éteint et respiration râlante ; obscurcissement des yeux et perte de la vue ; hoquet fréquent ; nausées et vomissements de matières verdâtres ; selles diarrhéiques ; émission involontaire d'urines quelquefois sanguinolentes ; constriction crampoïde de la poitrine ou du larynx ; douleurs vives tressaillantes et tractives dans le membre supérieur ; engourdissement des doigts ; grande fatigue avec tremblement dans les membres ; sensation de torpeur dans la plante des pieds et les orteils ; élancements térébrants dans les talons.

PREMIÈRE OBSERVATION. — Appelés, mon père et moi, à midi, le 29 novembre 1854, près du nommé Lec...., tailleur, âgé de quarante-trois ans, demeurant à Neuville, rue de l'Église, nous le trouvâmes dans l'attitude suivante : assis sur une chaise et retenu dans cette position par quelques membres de sa famille. Nous constatâmes l'état suivant : assoupissement, avec perte de la connaissance et de la parole ; immobilité complète, insensibilité générale ; nous avons beau le piquer, le pincer, il ne manifeste aucune sensation, la paralysie est générale ; relâchement des paupières, à peine les relevons-nous qu'elles retombent aussitôt de leur propre poids ; perte de la vue, avec pupilles insensibles et dilatées, résolution des membres, paralysie de l'œsophage (symptôme grave, en ce qu'il augmente le danger par les obstacles qu'il met à la déglutition). Il est important de prendre en considération ce funeste symptôme, car on pourrait suffoquer les malades en les faisant boire, à moins qu'on ait la précaution de se servir d'une sonde œsophagienne, ce que je ne pouvais faire pour mon malade, ayant les mâchoires serrées convulsivement l'une contre l'autre. La face est d'un rouge violacé, avec légère tuméfaction. Plus de pouls ; cependant l'oreille et la main appliquées sur la région précordiale perçoivent encore quelques battements qui se font sentir à de longs et rares intervalles ; la respiration n'est même presque plus apparente pour nous. Le sommet de la tête est chaud, brûlant. Notre malade est dans un coma tel, qu'il est impossible de l'en tirer. Froid des extrémités.

Nous apprenons que le malade avait pris le matin, à jeun, de six à huit heures, trois à quatre petits verres d'eau-de-vie. A huit heures, Lec... était rentré chez lui pour se remettre au travail. Il se plaignit, trois heures après, d'avoir quelques nausées, et plusieurs vomissements s'ensuivirent. S'étant présenté une heure ou une heure et demie après à la garde-robe, il s'affaissa et tomba privé de connaissance et de sentiment : c'est dans cet état qu'il fut relevé et rapporté chez lui.

Nous devons dire que depuis quelques jours déjà il ne se sentait pas très-bien.

Nous le fîmes déshabiller et porter dans son lit, lui faisant tenir la tête un peu élevée. Mon père, me priant de lui donner mes soins, je lui administrai à l'instant même une goutte de *nux vom.* de la 15ᵉ dil. dans trois à quatre grammes d'eau ; et comme il avait les dents serrées convulsivement, je finis par découvrir un intervalle laissé entre deux dents molaires. J'en profitai pour faire tomber mon médicament goutte par goutte : de la toux, des efforts d'expiration, de déglutition de la dypsnée et même une menace de suffocation s'ensuivirent ; mais, une fois ce petit orage dissipé, le malade retomba dans le coma : l'immobilité. Je lui fis mettre, à l'instigation de mon père, deux sinapismes aux extrémités inférieures.

Un quart d'heure après l'administration de ce médicament, il se manifesta quelques mouvements, c'est-à-dire qu'il y eut quelques contractions des muscles de la face et de ceux du membre droit. Je quittai le malade dans cet état, me promettant de venir le revoir deux heures après. Vingt minutes venaient de s'écouler, qu'on vint me chercher en toute hâte. J'y allai, et je trouvai mon malade dans une agitation extrême, aux prises avec de véritables convulsions, grinçant des dents, frappant de la main droite les personnes qui entouraient son lit, se jetant la tête à droite et à gauche, plaintes se traduisant par une espèce de rugissement ; il porte souvent sa main à son cou, son menton, le derrière de sa tête. A cette agitation succède un coma qui dure quelques secondes, puis nouvelle agitation. Tout le côté gauche reste paralysé, avec insensibilité des téguments des membres et de la poitrine.

A la vue de ces symptômes nouveaux, je n'hésitai pas : je donnai *opium* 8ᵉ dil., deux gouttes dans trois grammes d'eau, que je lui fis prendre encore goutte à goutte comme la première fois. Une heure après, le calme était revenu, le malade recouvra assez de connaissance pour entendre confusément ce qu'on lui disait et pour se faire entendre par signes. Il nous fit comprendre peu à peu qu'il était entièrement paralysé du côté gauche, qu'il ne pouvait relever ses paupières ni faire mouvoir sa langue ; mais il lui était possible déjà d'écarter un tant soit peu les mâchoires.

A quatre heures, c'est-à-dire quatre heures après l'accident, la face étant devenue plus rouge, plus animée, le pouls étant dur, plein, développé, nous lui fîmes prendre une cuillerée d'une potion contenant deux gouttes de *bellad.* de la 24ᵉ dil. dans quatre-vingt-douze grammes d'eau, avec la recommandation d'en donner une cuillerée tous les quarts d'heure ; de plus, application de compresses d'eau froide sur la tête.

A six heures, le malade commence à ouvrir l'œil droit ; il peut allonger un peu la langue ; il comprend beaucoup mieux les questions que je lui adresse, et il m'apprend par des signes qu'il se sent mieux ; mais il paraît toujours très-préoccupé de son hémiplégie : la sensibilité du côté des téguments de la poitrine est revenue. L'œil gauche reste toujours fermé. Je fais supprimer les sinapismes.

A dix heures du soir, lorsque je le revis, je fis alterner de quatre heures en quatre heures une potion de *nux*, une goutte pour cent vingt-deux grammes d'eau, et une autre de *bellad.*, la même que je fis continuer, en ajoutant soixante-deux grammes d'eau.

Le 30 au matin, la jambe gauche avait recouvré le mouvement et la sensibilité. La sensibilité, seulement dans le membre gauche supérieur, est revenue ; il peut même déjà imprimer quelques légers mouvements à ses doigts. Il y a sensation de fourmillement dans toute la longueur du membre ; la vue est complétement rendue ; il peut relever et abaisser volontairement ses paupières.

La tête est un peu plus dégagée, il ne se plaint plus que de ressentir une forte douleur au front. Impossibilité toujours de parler. Le soir, vers quatre heures, il peut déjà imprimer quelques légers mouvements à son bras : c'est alors que je fis prendre une cuillerée, toutes les six heures, des deux potions.

A minuit, il put déjà articuler quelques sons, c'est-à-dire trente-sept heures après l'attaque.

Lorsque je le vis le matin, il avait complétement recouvré la parole, et me parla très-librement, pouvant se servir très-bien de son bras gauche ; il ne se plaignait plus que de ressentir quelques élancements dans les membres et surtout aux extrémités des doigts, qui étaient restés insensibles. Il était, disait-il, très-courbaturé. Une douleur compressive et constrictive siégeait encore au-dessus de la racine du nez, avec ou peu de pesanteur et de plénitude au front et aux tempes. Je ne changeai rien au traitement.

Lorsque je le revis le soir, le malade se sentait bien et me demanda à manger ; je lui refusai, à cause d'une assez forte douleur qu'il ressentait à l'épigastre et qui s'était réveillée : car il ne l'avait pas ressentie depuis quatorze ans, époque à laquelle il garda une gastrite pendant six mois.

Le 12 au matin, il n'a plus aucune douleur, seulement l'avant-bras et les doigts restent toujours insensibles. Je donnai alors *cocculus*, quelques globules de la 10ᵉ dil., dans cent vingt-deux grammes d'eau, une cuillerée matin et soir ; je lui permjs quelques aliments, et il put dans la journée se lever et marcher dans sa chambre.

Huit jours après, il reprenait son travail.

Pour compléter l'observation, je dois ajouter que Lee .. est d'un tempérament nervoso-sanguin et d'un embonpoint médiocre ; on peut même dire que c'est un sujet maigre.

On voit qu'à dessein je n'ai pas encore prononcé le nom de la maladie, me contentant de décrire les symptômes tels que nous les avons observés mon père et moi ; je dirai plus, tels qu'ils ont été observés par plus de cinquante personnes dont le témoignage peut être invoqué, et qui s'intéressaient au malade sous deux points de vue :

1° Au point de vue de l'humanité ;

2° Au point de vue du traitement.

Tous ceux qui liront cette observation ne reconnaîtront-ils pas là les symptômes dus à l'apoplexie ? C'est du reste le diagnostic que nous avons porté, convaincu que c'en était une en effet.

DEUXIÈME OBSERVATION. — Le 5 septembre 1854, à quatre heures du soir, on vint me chercher en toute hâte pour madame de Bar..., rentière, âgée de quarante-trois ans, que l'on me dit être tombée sans connaissance.

A mon arrivée, je la trouvai plongée dans une somnolence comateuse avec ronflement stertoreux ; la mâchoire est pendante ; j'ai beau la secouer, elle ne se réveille pas ; la face est rouge, bouffie ; tête chaude et couverte d'une sueur froide ; mouvement continuel des lèvres ; le pouls est naturel ; respiration stertoreuse, haletante ; yeux fixes, largement ouverts ; pupilles dilatées et insensibles ; parole impossible ; hémiplégie droite, avec paralysie du membre supérieur gauche et insensibilité générale. A peine relevons-nous sa tête, qu'elle retombe aussitôt de son propre poids. Battements très-prononcés des artères temporales, rétention des selles et des urines, extrémités froides.

A la vue de ces symptômes, je donnai *opium* de la 8e dil., une goutte dans une cuillerée d'eau ; je fis appliquer des compresses d'eau froide sur la tête, et j'attendis que le médicament produisît quelque effet.

Une heure et demie après, la malade imprima quelques mouvements à sa jambe gauche; elle détourna sa tête, et, semblant revenir d'un autre monde, elle paraissait interroger des yeux les personnes qui l'entouraient. Cependant elle ne répondit pas aux questions qu'on lui adressa, et parut même ne pas les comprendre.

A huit heures, la face devenant toute bleuâtre, et le froid des extrémités étant plus marqué qu'auparavant, avec un peu de tremblement dans les membres inférieurs, je donnai *lachesis* de la 6ᵉ dil., deux gouttes dans cent vingt-deux grammes d'eau, une cuillerée toutes les heures.

Lorsque je revis la malade, le lendemain à dix heures, la chaleur était revenue, le pouls était dur, plein, développé; la peau était chaude. La malade nous fit comprendre qu'elle souffrait énormément de la tête. Paralysie encore de la langue et du membre droit supérieur.

Je donnai *bellad*. deux gouttes de la 12ᵉ dil. dans cent vingt-deux grammes d'eau, avec la recommandation d'en donner une cuillerée toutes les six heures.

Le lendemain, à une heure, elle put parler; elle accusait une très-forte démangeaison sur différentes parties du corps : la sensibilité dans le membre droit supérieur est revenue.

Enfin, douze jours après, il ne restait plus qu'une douleur de reins et une faiblesse dans les jambes qui se dissipèrent en peu de temps.

Nous devons ajouter que quelques jours avant l'attaque avait été précédée de stupeur, vertiges et pesanteur dans la tête, avec bourdonnements d'oreille; dureté de l'ouïe, envies de dormir fréquentes, anorexie, inaptitude au travail.

TROISIÈME OBSERVATION. — Le 8 octobre 1854, M. de T... se promenait dans son jardin, lorsque tout d'un coup, pris de vertiges, il n'eut que le temps de s'asseoir avant de tomber privé de connaissance. Une demi-heure ou une heure après, son domestique, l'ayant trouvé dans cet état, l'emporta dans sa chambre.

C'est alors qu'on vint me chercher; il était deux heures ; à mon arrivée, je trouvai M. de T... couché : il avait les yeux largement ouverts ; pupille contractée, face pâle, traits tirés exprimant la douleur, bouche tirée du côté gauche, hémiplégie droite et insensibilité générale. Il y avait eu sortie involontaire des selles et des urines ; le malade pousse des gémissements fréquents, fait des inspirations courtes et quelquefois très-profondes ; le pouls est petit, mou, dépressible.

En présence de ces symptômes, et ayant appris que cet accident était arrivé une heure ou deux heures après le déjeuner de M. de T..., je donnai *ipeca* de la 7ᵉ dil., deux gouttes dans cent vingt-cinq grammes d'eau, une cuillerée toutes les deux heures.

A six heures, M. de T... est pris de quelques légères convulsions dans les membres ; un peu de délire survient, le pouls devient fort plein, la peau est chaude.

Je donnai *aconit* de la 12ᵉ dil., deux gouttes dans cent vingt-cinq grammes d'eau. Je fis alterner cette potion avec la première, une cuillerée de deux heures en deux heures.

Le lendemain, à neuf heures, trouvant le malade un peu plus calme, je ne changeai rien au traitement.

Le 10, au matin, la figure avait repris sa physionomie habituelle ; il n'y avait plus trace de paralysie, les membres avaient recouvré le mouvement, mais étaient restés toujours insensibles ; le malade demanda le vase pour aller à la selle ; la respiration était devenue naturelle. (Même traitement.)

Vers onze heures du soir, pris de délire, il tomba, en l'absence de la garde-malade, de son lit, et, lorsqu'on le releva, il était plongé dans une immobilité complète.

A cette nouvelle, je lui donnai *arnica* 2ᵉ dil., quatre gouttes dans cent vingt-cinq grammes d'eau, une cuillerée toutes les quatre heures.

Quatre jours après ce nouvel accident, le malade se levait dans sa chambre et commençait à prendre quelques potages ; il ne lui restait plus qu'un peu de faiblesse dans les jambes et une légère douleur au-dessus des yeux, qui se dissipèrent en quelques jours.

Le 18 octobre, M. de T... reprenait ses promenades habituelles, se trouvant la tête plus dégagée qu'auparavant. Jamais, me disait-il, il ne s'était si bien trouvé, car très-souvent il se voyait forcé de suspendre son travail, quel qu'il fût, en proie à des douleurs de tête atroces.

QUATRIÈME OBSERVATION. — Le 4 décembre, M. Ter..., ex-employé, était à l'église, lorsque, pris de maux de tête très-violents, avec disposition à s'évanouir et grande agitation, il n'eut que le temps de rentrer chez lui pour se mettre au lit. C'était la troisième fois que ces mêmes symptômes se reproduisaient à quelques mois d'intervalle ; mais la dernière était d'une intensité beaucoup plus grande : des émissions sanguines avaient été pratiquées aux premières attaques. Comme son médecin ordinaire voulut lui en pratiquer de nouvelles, le malade s'y refusa et voulut attendre au lendemain. Un bain de pied synapisé fut ordonné, et on lui fit boire une tisane au chiendent. Dans la nuit, M. Ter... fut pris d'un mouvement convulsif général auquel succéda une perte complète de connaissance, avec pâleur mortelle de la face ; plus de pouls, paralysie du membre droit supérieur et de la jambe gauche ; les yeux sont largement ouverts, pupilles contractées et perte de la vue, insensibilité générale, sortie involontaire des selles et des urines, peau froide.

Je donnai *veratr.* 6ᵉ dil., deux gouttes dans cent vingt-cinq grammes d'eau, une cuillerée toutes les heures. Il était alors quatre heures du matin.

Peu à peu la chaleur revint ; à neuf heures, c'est-à-dire cinq heures après la première dose du médicament, notre malade commença à articuler quelques sons et fit part aux personnes qui le gardaient des douleurs qu'il ressentait.

Lorsque je le vis à midi, la sensibilité était revenue : le bras seul était resté paralysé. Le malade accusait une grande pesanteur, et plénitude au front et aux tempes ; sueur à la tête, grande sensibilité du cuir chevelu, humeur triste et taciturne ; il semble très-préoccupé de son état ; sensibilité excessive de l'ouïe.

Je donnai *coffea* 2ᵉ dil., une goutte dans soixante-deux grammes d'eau, une cuillerée toutes les deux heures. Le lendemain, le malade était moins morose, les douleurs de tête étaient presque disparues, il ne se plaignait plus que d'avoir son bras droit paralysé et insensible ; anorexie et même dégoût des aliments.

Je donnai *nux* 6ᵉ dil., deux gouttes dans cent vingt-cinq grammes d'eau, à prendre une cuillerée toutes les quatre heures.

Quatre jours après, la sensibilité était revenue, notre malade ressentant quelques douleurs qui s'aggravaient en se baissant ; en plus, des élancements dans les membres ; il se plaignait, en outre, d'avoir quelques nausées ; la face était pâle ; toujours paralysie du membre supérieur.

En face de ces symptômes nouveaux, je crus ne pas devoir hésiter, et je fis prendre *ignatia* 8ᵉ dil., trois gouttes dans cent quatre-vingts grammes d'eau, une cuillerée toutes les trois heures.

Le 17 décembre, M. Ter... vint me voir et me remercia de l'avoir tiré d'un aussi mauvais pas sans saignées. Depuis ce moment, il n'a jamais eu la moindre céphalalgie.

Voilà l'œuvre de l'homœopathie : que l'on voie, que l'on juge, que l'on essaye.

PARIS. — IMP. SIMON RAÇON ET COMP., 1, RUE D'ERFURTH.

9 782019 951221